BEI GRIN MACHT SICH IHR WISSEN BEZAHLT

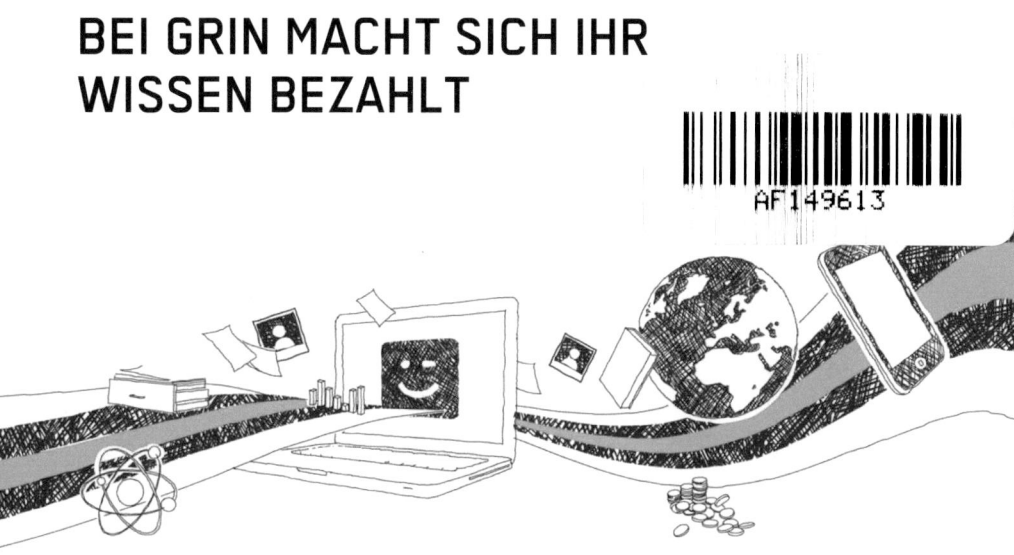

- Wir veröffentlichen Ihre Hausarbeit,
  Bachelor- und Masterarbeit

- Ihr eigenes eBook und Buch -
  weltweit in allen wichtigen Shops

- Verdienen Sie an jedem Verkauf

Jetzt bei www.GRIN.com hochladen
und kostenlos publizieren

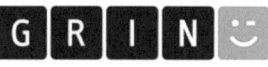

Bibliografische Information der Deutschen Nationalbibliothek:

Die Deutsche Bibliothek verzeichnet diese Publikation in der Deutschen National-
bibliografie; detaillierte bibliografische Daten sind im Internet über http://dnb.d-
nb.de/ abrufbar.

Impressum:

Copyright © 2019 GRIN Verlag
Druck und Bindung: Books on Demand GmbH, Norderstedt Germany
ISBN: 9783346048882

Dieses Buch bei GRIN:

https://www.grin.com/document/503679

Katharina Schmidt

Trainingslehre mit Bezug auf den Makro- und Mesozyklus

GRIN Verlag

GRIN - Your knowledge has value

Der GRIN Verlag publiziert seit 1998 wissenschaftliche Arbeiten von Studenten, Hochschullehrern und anderen Akademikern als eBook und gedrucktes Buch. Die Verlagswebsite www.grin.com ist die ideale Plattform zur Veröffentlichung von Hausarbeiten, Abschlussarbeiten, wissenschaftlichen Aufsätzen, Dissertationen und Fachbüchern.

Besuchen Sie uns im Internet:

http://www.grin.com/

http://www.facebook.com/grincom

http://www.twitter.com/grin_com

Deutsche Hochschule für
Prävention und Gesundheitsmanagement
Hermann Neuberger Sportschule 3
66123 Saarbrücken

Einsendeaufgabe

Fachmodul:	Trainingslehre I
Studiengang:	Bachelor of Arts Gesundheitsmanagement
Datum Präsenzphase:	03.06.19-06.06.19
Name, Vorname:	Schmidt, Katharina
Studienort:	**Köln**
Semester:	**WS 18**

Inhaltsverzeichnis

1 Lösung Aufgabe 1 - Diagnose

1.1 Lösung Teilaufgabe 1.1- Allgemeine und biometrische Daten (fiktive Person)

Tabelle 1: Diagnose und allgemeine Daten des Kunden (fiktive Person)

Alter	48
Geschlecht	Männlich
Körpergröße	175 cm
Körpergewicht	100 kg
Körperfettanteil	35%
Trainingsmotive	- Gewichtsreduktion - Allgemeine Fitness verbessern - Beschwerden lindern - Blutdruck senken
Berufliche Tätigkeit	Verkäufer, überwiegend sitzend, teilweise stehend und gehend
Aktuell sportliche Tätigkeit	Keine sportliche Tätigkeit
Frühere sportliche Tätigkeit	2-3x die Woche Nordic Walking (60 Minuten, moderat)
Blutdruck	144/95 mmHg
Ruhepuls	76
Zeitlicher Verfügungsrahmen	2-mal pro Woche
Allgemeiner Gesundheitszustand	- Rückenschmerzen, LWS, ISG (SS: 8) - Knieschmerzen nach längerem Stehen (SS: 6)
Sonstiges	- Keine Medikamente, keine Vorerkrankungen

1.1.1 Bewertung des allgemeinen Gesundheitszustandes

Die vorliegende Tabelle beschäftigt sich mit der Diagnose des Kunden. Zu dem allgemeinen Gesundheitszustand werden Schmerzen im Bereich Rücken und Knie dokumentiert. Die Abkürzung „SS" gibt Auskunft über die Schmerz Stufe. Mein Kunde hat auf einer Skala von 0-10 angegeben, in welchem Bereich er sich subjektiv einschätzt. Ab SS 6 handelt es sich um starke Schmerzen und ab SS 8 handelt es sich um sehr starke Schmerzen.

Mithilfe einer „InBody Körper-Analyse" kann der Körperfettanteil errechnet werden. Auffällig ist, dass der Körperfettanteil im Verhältnis zur Gesamtmasse des Körpers erhöht ist. So lässt sich ein hoher Body-Mass-Index von 32.7 bestimmen. Mit Hilfe des BMI wird das Körpergewicht des Kunden in Relation zu dessen Körpergröße gesetzt. Daraus erschließt sich, dass mein Kunde „leichtes Übergewicht" aufweist. Man darf auch nicht unerwähnt lassen, dass der Blutdruck der Testperson sich nicht mehr im Normbereich befindet. Ab einem Wert von 140/90 mmHg gilt im Allgemeinen der Blutdruck in Ruhe als hoch. In Bezug auf die Trainierbarkeit meines Kunden, muss darauf geachtet werden, dass eine eher weniger intensive Trainingsmethode gewählt wird. D.h. für meinen Kunden, dass er auf ein Maximalkrafttraining verzichten muss, da er Hypertoniker ist. Durch Maximalkrafttraining würde sich somit die Tendenz zur Pressatmung erhöhen. Für Krafttrainingsbeginner wird ein Training an Maschinen empfohlen. Durch die geführten Bewegungen herrscht ein geringes Verletzungsrisiko und die Intensität kann optimal angepasst werden. Es muss darauf geachtet werden, dass der Kopf oberhalb der Herzlinie bleibt. Für Patienten mit diesem Krankheitsmerkmal sollte ein Krafttraining nicht länger als 45 Minuten andauern. Außerdem kommen die Knieprobleme hinzu. Bei den Übungen, die primär die Beine kräftigen, werde ich die Intensität anpassen. Zudem muss darauf geachtet werden, dass die Knie nicht über 90 Grad gebeugt werden, da sonst der Druck auf die Kniegelenke zu hoch ist.

Tabelle 2: Blutdruckklassifikationen (modifiziert nach Mancia et al., 2013, S.1286)

Bewertungsstufen	Systolischer Blutdruck (mmHg)	Diastolischer Blutdruck (mmHg)
Normalblutdruck		
Optimal	< 120	<80
Normal	< 130	<85
Hochnormal	130-139	85-89
Bluthochdruck		
Hypertonie Stufe 1	140-159	90-99
Hypertonie Stufe 2	160-179	100-109
Hypertonie Stufe 3	➤ 180	➤ 110

1.2   Lösung Teilaufgabe 1.2- Krafttestung

1.2.1   Testverfahren

Um die Kraft der Testperson zu ermitteln, werde ich den Mehrwiederholungskrafttest (X-RM-Test) anwenden, um für den Trainierenden das geeignete Belastungsniveau auf sein individuelles Ziel anzupassen. Mit dem Test, der vor jedem Mesozyklus ausgeführt wird, kann der Trainer den aktuellen Trainingsstand und das aktuelle Leistungsniveau feststellen. Ich habe diese Methode gewählt, weil sie den Vorteil hat, dass auch Menschen mit einer niedrigen Belastungsverträglichkeit ihren Leistungsstand ermitteln können, denn durch die progressive Belastung werden Schäden am Bewegungsapparat vermieden. Es wird nicht die Maximalkraft mit einer Wiederholung ermittelt, sondern auf eine bestimmte Wiederholungszahl das maximale Gewicht. Da mein Kunde Gelenkprobleme mit sich bringt, ist dieses Verfahren für ihn optimal, da die Gelenke nicht maximal belastet werden.

4

1.2.2 Testverlauf

Es ist wichtig das primäre Ziel zu bestimmen und mit dieser Feststellung lässt sich Trainings-häufigkeit, Trainingsgewicht, Wiederholungszahl und die Satzzahlen aufstellen. Mein Kunde wärmt sich zu Anfang allgemein und spezieller auf. Durch ein allgemeines Aufwärmen von ca. 10 Minuten wird das Herzkreislaufsystem aktiviert und die Gelenkflüssigkeit (Synovia) wird produziert. Bezüglich der Produktion der Gelenkflüssigkeit, lässt sich hervorheben, dass mein Kunde dadurch seine Gelenke optimal aufwärmt, um diese auf die spätere Belastung vor-zubereiten.

Vor jeder Übung werden speziell ein bis zwei moderate Aufwärmsätze durchgeführt. Darauf-folgend wird bei den einzelnen Übungen das jeweils maximal mögliche Gewicht mit der fest-gelegten Wiederholungsanzahl geprüft. Ich werde im Trainingsplan, sowie im vorgesehenen Test, einen Wiederholungsbereich von 20 Wiederholungen festlegen und mit zwei bis drei Trainingssätzen arbeiten, da mein Kunde keine Erfahrung im Bereich Krafttraining hat und deshalb als Beginner eingestuft wird. Für den Krafttest und für den späteren Trainingsplan sind insgesamt acht Übungen vorgesehen. Die erste Übung ist die „Beinpresse". Mein Kunde beginnt den ersten Testsatz mit einem Gewicht von 90 Kilogramm. Kann der Kunde die Übung im ersten Testsatz mit der im Vorfeld festgelegten Wiederholungszahl ohne Probleme absolvieren, wird im zweiten Testsatz das Gewicht, je nach subjektivem Belastungsempfinden des Kunden, um 5 Kg, 10 Kg, 15 Kg oder mehr, erhöht. Die Erhöhung der Gewichte hängt von den möglichen Gewichtsabstufungen der Geräte bzw. Maschinen im jeweiligen Studio ab. Bei der ersten Übung meines Kunden wurde das Testgewicht um 10 Kilogramm erhöht, da er die 20 Wiederholungen ohne große Mühe absolvieren konnte. Das endgültige Testgewicht ist erreicht, wenn der Kunde mit großer Mühe die festgelegten Wiederholungen in konzentrischer Arbeitsweise durchführen kann. Bei meinem Kunden steht nach dem zweiten Testsatz das Endergebnis 100 Kilogramm, fest. Mein Kunde soll jede Übung anhand seines subjektiven Belastungsempfinden als anstrengend empfinden. Jede Übung wird mit diesem Testverfahren durchgeführt. Es wird ggf. ein dritter Testsatz stattfinden, wenn nachdem zweiten Testsatz noch kein Zielgewicht festgestellt wurde. Alle Übungen konnte mein Kunde schmerzfrei be-wältigen, außer beim Rückenstrecker klagte er über ein wenig schmerzen. Bei dieser Übung kam ich zudem Entschluss, dass er die Intensität über das subjektive Belastungsempfinden steuern soll. Diese Testung ermöglicht einen absehbaren Fortschritt, so dass mein Kunde die Gewichte progressiv steigern kann. Um einen potenziellen Kraftzuwachs herleiten zu können, wird nach jedem Mesozyklus ein weiterer X-RM-Test durchgeführt.

Tabelle 3: Testergebnisse der Krafttestung anhand des 20-RM-Test

Übungen	WH	Testsatz 1 (in KG)	Testsatz 2 (in KG)	Testsatz 3 (in KG)	Ergebnis (in KG)
Beinpresse	20	90	100		100
Latzug	20	40	45	50	50
Brustpresse	20	35	40		40
Rudern sitzend am Kabelzug	20	60	70		70
Butterfly Maschine	20	20	30	35	35
Rückenstrecker Maschine	20	60	65		65
Rumpfflexion, Maschine	20	30	40	50	50
Rumpfrotation, Maschine	20	30	40	50	45

1.2.4 Fazits für die Trainingssteuerung und Trainingsplanung

Anhand der Tabelle ist zu erkennen, dass der Krafttest an acht Übungen durchgeführt wurde. Mein Kunde hat jede Übung mit zwanzig Wiederholungen absolviert. Falls noch weitere Wiederholungen möglich waren, haben wir das Gewicht subjektiv gesteigert. Dennoch kann es vorkommen, dass bei dem Mehrwiederholungskrafttest gewisse Einschränkungen vorkommen können. Dieser Test sollte nicht mit dem Maximalkrafttest und deren Bewertungskriterien gleichgesetzt werden. Es besteht die Möglichkeit Trainingsintensitäten abzuleiten mithilfe der sogenannten „Individuellen-Leistungsbild-Methode". Leistungsveränderungen bzw. Leistungssteigerungen kann man anhand des ILB-Grobrasters ablesen bzw. errechnen. Stimmen alle Vorrausetzungen auf Grundlage der ILB-Methode überein, sind die Testergebnisse umso präziser.

Leistungs-Stufe	Stufen-Dauer in Monaten	Trainings-system	TE pro Woche	Übungen pro Muskelgruppe	Sätze pro Übung	Wieder-holungen	Intensität in % von ILB
Orientie-rungsstufe	0 - 1,5	Ganzkörper	2	1- 2	1 - 2	10 - 15	gering
Beginner	1,5 - 6	Ganzkörper	2	1- 2	1 - 2	15 - 20 10 - 15	70 - 80
Geübte	6 - 12	Ganzkörper oder 2er Split	2 - 3	2	2	15 - 25 8 - 12	80 - 90
Fortgeschrittenen	12 - 36	2er Split	3 - 4	2 - 3	2 - 3	min. 5 max. 25	90 – 95
Leistungsstufe	ab 36	2er oder 3er Split	4 - 6	2 - 4	3 - 4	min. 5 max. 25	95 - ...

Tabelle 8: ILB-Grobraster zur Trainingsplanung

Abb.1 1: ILB-Grobraster zur Trainingsplanung

2 Lösung Aufgabe 2 - Zielsetzung/Prognose

Tabelle 4: Zielsetzung/Prognose des Kunden

Zieldarstellung:		
Inhalt:	**Ausmaß:**	**Zeit:**
Gewichtsreduktion	4 kg	8 Wochen
Gelenkstabi. / Schmerzlinderung	Stärke der Schmerzen um 2-3 Stufen senken, Knie vollbelasten können	8 Wochen
Blutdruck reduzieren	-10 mmHg /-5 mmHg	8 Wochen

2.1 Begründung der Zielsetzungen

Das erste Ziel meines Kunden ist die Reduktion des Gewichts. Innerhalb von 8 Wochen möchte mein Kunde bis zu 4 Kilogramm abnehmen. Um dieses Ziel zu erreichen, sollte mein Kunde zusätzlich auf eine gesunde und ausgewogene Ernährung achten. Das zweite Ziel agiert mit dem ersten Ziel, da durch die Gewichtsreduktion eine Entlastung der Gelenke und Bandscheiben hervorgerufen werden kann. Mit großer Wahrscheinlichkeit werden sich die Schmerzen lindern bzw. reduzieren. Das letztere Ziel bezieht sich auf den Blutdruck meines Kunden. Durch die Reduktion des Blutdrucks um 10 mmHg systolisch und 10 mmHg diastoisch, kann er seinen Blutdruck von der Hypertonie Stufe 1 auf einen hochnormalen senken. Wird dieses Ziel erreicht, senkt mein Kunde das Risiko für mögliche Herzkreislauferkrankungen, wie z.B. die koronare Herzkrankheit. Zusammenfassend lässt sich sagen, dass mein Kunde innerhalb von 8 Wochen alle drei Ziele erfolgreich erreichen möchte.

3 Lösung Aufgabe 3 - Makrozyklus

Tabelle 5: Trainingsplanung Makrozyklus

	Umfangsorientiertes Krafttraining		Intensitätsorientiertes Krafttraining	
Mesozyklusdauer	6 Wochen	8 Wochen	8 Wochen	8 Wochen
Trainingsziel	Kraftausdauer	Übergangstraining	Muskelaufbau (extensiv)	Muskelaufbau (extensiv)
Wiederholungen	20	15	12	10
Einheiten/ Woche	2	2	2	2
Übungen/ Muskelgruppe	1-2	1-2	1-2	1-2
Organisationsform	GK/Circuit	GK/Station	GK/Circuit	GK/Station
Sätze/ Übungen	2	2	2	2
Intensität	50-70% ILB	50-70% ILB	50-70% ILB	50-70% ILB
Satzpausen	60 sek.	60 sek.	60 sek.	60 sek.
Bewegungstempo	2/0/2	2/0/2	2/0/2	2/0/2

3.1 Begründung der Makrozyklusdarstellung

Die „Individuellen-Leistungsbild-Methode" (ILB-Methode) entstand anfänglich aus trainingspraktischen Erfahrungen, welche speziell für Fitness- und Gesundheitssport konzipiert wurde und vereinzelt im rehabilitativen Krafttraining ihre Anwendung fand (Barteck & Elsner, 1998). Die ILB-Methode ermöglicht jeder Leistungsstufe einen absehbaren Wert. Aufgrund dessen, dass mein Kunde Beginner im Krafttraining ist und orthopädische Probleme mit sich bringt, sind diese Ansätze essenziell für ihn. Mein Kunde beschränkt sich auf zwei Einheiten pro Woche á 30 bis 45 Minuten. Dieses Volumen ist fürs erste ausreichend, da die Muskulatur bzw. der Körper sich erst an die neuen Reize anpassen muss und die Regenerationszeit ist i.d.R bei Anfängern länger. Aus dem Grobraster der ILB-Methode kann folgendes abgeleitet werden: Belastungsparameter, Übungen pro Muskelgruppe, Sätze pro Übung, Intensität (Stracke & Eifler, 2005). Als Organisationsform des Ganzkörpertrainings habe ich das Circuittraining bzw. Stationstraining ausgewählt, da sich positive Effekte für Hypertoniker erzielen lassen konnten. Zu einem kam es nicht zu hohen Blutdruckspitzen und des Weiteren wurde festgestellt, dass sich die maximale Sauerstoffkapazität um etwa 11-12% gesteigert hat (Zimmermann, 2002, S.102). Durch sein Übergewicht und durch vieles sitzen leidet er außerdem unter Rückenschmerzen. Es sollen möglichst große Muskelgruppen beansprucht werden und ganzheitliche Grundübungen sollen durchgeführt werden. Laut Graves & Franklin wird Hypertonikern empfohlen, zwei bis dreimal wöchentlich ein Ganzkörpertraining durchzuführen (2001). Wir starten mit einer Intensität von 60% in Verbindung mit dem Ergebnis des 20-RM-Tests (Siewers und Weisser, 2007). Zu Beginn habe ich zwei Einheiten des Kraftausdauertrainings bzw. Übergangstraining gewählt und im Anschluss auf zwei Einheiten des Muskelaufbautrainings gewechselt. Außerdem bietet das Krafttraining ein verbessertes Zusammenspiel verschiedener Muskelgruppen bei bestimmten Bewegungsabläufen. Durch progressive Steigerung der Gewichte wird mein Kunde seine Leistungsfähigkeit erhöhen können. (Bührle & Schmidtbleicher, 1981; Letzelter & Letzelter, 1990). Sowohl die Sehnen als auch das Bindegewebe passen sich der Belastung an. Das Kraftausdauertraining bietet nicht nur physisch eine positive Veränderung, sondern es bringt auch einen positiven psychischen Aspekt mit sich. Das Maximalkrafttraining ist für ihn kontraproduktiv, da er arterielle Hypertonie der Stufe 1 hat. Durch Maximalkraftbetonte Sportarten erhöht sich der Druck auf die Arterien, was mein Kunde eher vermeiden sollte. (Preßler & Halle, 2015, S.310). Nach den ersten sechs Wochen bespreche ich mit meinem Kunden ein weiteres Mal über seine Ziele und Erfolge. Zudem wird sein Blutdruck gemessen und wir ermitteln anhand der Borg-Skala seine aktuellen Schmerzen. In den nächsten acht Wochen trainiert mein Kunde mit der

Wiederholungszahl 15. Das Gewicht wird somit progressiv gesteigert. Nach weiteren acht Wochen wird das Gewicht wieder erhöht und die Wiederholungszahl reduziert, so dass mein Kunde im Bereich der Hypertrophie trainiert.

4 Lösung Aufgabe 4 – Trainingsplanung Mesozyklus

Tabelle 6: Mesozyklus/ Trainingsplanung (vier Wochen)

Mesozyklusdauer			Woche 1 (in KG)	Woche 2 (in KG)	Woche 3 (in KG)	Woche 4 (in KG)	Bewegungstempo	Pause
Übungen	Testergebnis (in KG)	Wiederholungen	50%	55%	65%	70%		
Beinpresse	100	20	50	55	65	70	2/0/2	60 sek.
Latzug zur Brust	50	20	30	35	40	45	2/0/2	60 sek.
Brustpresse	40	20	20	20	30	35	2/0/2	60 sek.
Rudern sitzend am Kabelzug	70	20	30	35	45	50	2/0/2	60 sek.
Butterfly Maschine	35	20	15	20	25	30	2/0/2	60 sek.
Rückenstrecker, Maschine	65	20	30	35	40	45	2/0/2	60 sek.
Rumpfflexion, Maschine	50	20	25	30	35	45	2/0/2	60 sek.
Rumpfrotation, Maschine	45	20	20	25	30	35	2/0/2	60 sek.
Ziel	Kraftausdauertraining							
Organisationsform	Ganzkörperkrafttraining/ Circuit							
Einheiten/ Woche	2							
Übungen/ Muskelgruppe	1-2							
Sätze pro Übung	2							
Intensität	50-70%							

4.1 Begründung der Mesozyklusdarstellung

Krafttrainingsübungen an Maschinen bietet viele Vorteile für Trainingseinsteiger. Aufgrund dessen habe ich den Schwerpunkt auf Übungen an geführten Maschinen (Brustpresse, Rumpfflexionmaschine sitzend, Butterfly sitzend, Beinpresse aufrecht sitzend, Hüftextensionmaschine, Rumpfrotationmaschine) und an Seilzügen bzw. Kabelzügen (Lat-Zug zur Brust, Rudern sitzend), gelegt. Der Vorteil an Maschinen als Beginner zu trainieren ist, dass durch vorgegebene

Bewegungen die Übungen leichter zu erlernen sind und die Verletzungsgefahr dadurch minimiert wird (Siewers, Weisser, 2007). Außerdem ist bei der Übungsauswahl zu beachten, dass große Muskelgruppen trainiert werden, und der Kopf möglichst über der Herzlinie ist. Außerdem zu beachten ist, dass statische Übungen vermieden werden, da der Druck auf die Gefäßwände zu hoch ansteigen könnte (Schmid, Pilz & Pokan, 2000). Zu Beginn des Trainings ist es empfehlenswert große Muskelgruppen und mehrgelenkige Übungen durchzuführen, da der Kunde zu dem Zeitpunkt noch mental und physisch am besten eingestellt ist (Kandolf, 2012). Zu den Übungen an den Seilzügen lässt sich sagen, dass die Gewichte detaillierter abgestuft sind und die Bewegungen ganzheitlicher ausgeführt werden können. Dies betrifft das Heben und Senken der Gewichtslast. D.h. für meinen Kunden, dass er bei der Steigerung des Gewichts bzw. Intensität in kleineren Schritten vorgehen kann, um somit ganzheitlicher und gelenkschonender trainieren zu können. Empfehlenswert für Hypertoniker ist ein ganzheitliches Muskeltraining, welches mehrere Muskelgruppen miteinschließt (Gravis und Franklin, 2001). Krafttraining wirkt sich nicht nur positiv auf die Kraft aus, sondern es erhöht auch die Beweglichkeit, wenn die Bewegungsamplitude vollkommen ausgenutzt wird.

Im Folgenden werde ich meine ausgewählten Übungen mit der dazugehörigen primär beanspruchten Muskulatur erläutern. Mein Kunde startet mit der Übung „Beinpresse". Diese Übung führt eine Extension, sowohl im Hüftgelenk als auch im Kniegelenk aus, wodurch die gesamte Beinmuskulatur (M. quadriceps femoris, M. gluteus maximus, M. semitendinosus, M. semimembranosus, M. biceps femoris) beansprucht wird. Zusätzlich findet eine Plantarflexion im oberen Sprunggelenk statt. Hierbei kontrahiert der M. gastrocnemius und M. Soleus. Bei dieser Übung muss mein Kunde beachten, dass in der Ausgangsposition seine Knie zu 90 Grad gebeugt sind, da sonst eine zu hohe Belastung auf die Knie entsteht. Als nächstes führt mein Kunde die Übung „Latzug zur Brust" aus. Hierbei findet eine Retroversion im Schultergelenk statt und zusätzlich eine Flexion im Ellenbogengelenk. Diese Bewegung aktiviert folgende Muskulatur: M. Latissimus dorsi, M. trapezius (pars ascendens), M. biceps brachi.

Außerdem hilft der Synergist M. biceps brachii mit. Nicht zu vergessen ist die Antagonistische Muskulatur. Diese Kombination von Übungen, haben den Vorteil, dass die Muskeln sich schneller regenerieren können. Der Antagonist arbeitet in der neuen Übung. Währenddessen kann der Agonist, welcher in der vorherigen Übung beansprucht wurde, regenerieren (Verstegen & William, 2004, S.115). Darauffolgend führt mein Kunde die Übung „Brustpresse" durch. Die beteiligten Gelenke sind zu einem das Ellenbogengelenk. Hierbei findet eine Extension statt. Die beanspruchte Muskulatur ist hier primär der M. pectoralis major, M. deltoideus pars clavicularis.

Der Synergist nennt sich M. triceps brachii. Durch diese Bewegung wird die Schulter- und Arm-
streckmuskulatur gestärkt. Im Folgenden wird wieder antagonistisch trainiert. Die Übung „Rudern sitzend am Kabelzug" trainiert neben der Rückenmuskulatur weiterhin die Schulter- und
Armbeugemuskulatur. Die primär arbeitenden Muskeln bei dieser Übung sind der M. latissimus
dorsi, M. teres major, M. trapezius pars transversa, Mm. rhomboidei, M. deltoideus pars spinata,
M. biceps brachii, M. brachialis und M. brachioradialis.

Um den antagonistischen Mantel zu vervollständigen, kommt zuletzt die Übung „Butterfly".
Hierbei wird primär der M. pectoralis major trainiert. Zusätzlich unterstützt der M. deltoideus
(pars clavicularis). Diese Übung sorgt zusätzlich für eine optimale Dehnung im M.pectoralis
major, da die Bewegungsamplitude großräumig eingestellt werden kann. Krafttraining hat zusätzlich den Vorteil, dass die Muskulatur in der Exzentrik gedehnt wird. Mein Kunde möchte
gerne seine Rückenbeschwerden im unteren Rückenbereich bzw. Lendenwirbelbereich lindern.
Deshalb habe ich die Übung „Rückenstrecker an der Maschine" ausgewählt. Die Bewegung
kommt primär aus dem Hüftgelenk, wobei eine Extension entsteht. Hauptsächlich werden hier
folgende Muskeln trainiert: M. erector spinae, M. gluteus maximus, M. biceps femoris; caput
longum, M. semimembranosus, M. semitendinosus. Diese Muskeln sichern größtenteils den unteren Lendenwirbelbereich ab.

Zu guter Letzt führt mein Kunde zwei Übungen für den Rumpf durch. Um eine gewisse Grund-
stabilität des Rückens gewährleisten zu können, muss primär der Rumpf gekräftigt werden. Um
den geraden Teil des Rumpfes zu kräftigen, habe ich für meinen Kunden die Bauchmaschine
bzw. Hüftflexionsmaschine im Sitzen ausgewählt. Hierbei kontrahieren primär M. rectus abdominis, M. obliquus externus abdominis, M. obliquus internus abdominis, M. transversus abdominis und der M. iliopsoas. An der „Rumpfrotationmaschine" trainiert mein Kunde die Muskulatur, welche für eine Rotation in der Wirbelsäule zuständig ist, wodurch primär der M. obliquus
internus abdominis, M. obliquus externus abdominis, M. transversus abdominis und Mm. Erector
spinae, beansprucht werden. Diese Muskeln stabilisieren zusätzlich den Lendenwirbelbereich.

Diese Übungsauswahl bietet meinem Kunden ein Ganzkörpertraining, welches ein Augenmerk
auf die Stabilisierung der Wirbelsäule legt und zusätzlich auf eine angemessene Stabilisierung
des Knies. Da mein Kunde überwiegend sitzt, habe ich die Übungen für den Oberkörper ausgewählt, um so zu Anfang eine aufrechtere Haltung trainieren zu können. Seine Schmerzen kann
man teilweise auf sein vieles Sitzen und auf eine Fehlhaltung im Alltag zurückführen. Außerdem
trainiert mein Kunde sehr große Muskelpartien durch die ausgewählten Übungen, welche zudem
die Wirbelsäule stabilisieren und den Blutdruck positiv beeinflussen. Abschließend lässt sich

sagen, dass mein Kunde zusätzlich durch das Ganzkörpertraining anderen Krankheitsbildern präventiv entgegenwirkt.

5 Lösung Aufgabe 5 – Literaturrecherche

Tabelle 7: Studienvergleich – „Effekte des Krafttrainings bei Diabetes mellitus Typ-2" (eigene Auswertung)

Titel	Auswirkungen eines kombinierten Trainings mit unterschiedlichen Intensitäten auf die Gefäßgesundheit bei Patienten mit Typ-2-Diabetes	Auswirkungen verschiedener Trainingsprogramme und minimal nachweisbare Veränderungen des Hämoglobins A1c bei Patienten mit Typ-2-Diabetes
Autoren der Studien	João P. Magalhães, Xavier Melo, Inês R. Correia, Rogério T. Ribeiro, João Raposo, Hélder Dores, Manuel Bicho & Luís B. Sardinha	Carlos Gabriel de Lade ,João Carlos Bouzas Marins ,Luciana Moreira Lima ,Cristiane Junqueira de Carvalho ,Robson Bonoto Teixeira ,Maicon Rodrigues Albuquerque ,Janice Sepúlveda Reis &Paulo Roberto dos Santos Amorim
Publizierungsjahr	2014-2016	2016
Stichprobe	Diese randomisierte kontrollierte Studie befasst sich mit 80 Erwachsenen bei denen Diabetes-Typ-2 diagnostiziert wurde. Es wurde vorausgesetzt, dass die Probanden Erwachsen sind, keine größeren makro- oder mikrovaskulären Komplikationen aufweisen und der BMI sollte <48kg sein. Diese Probanden wurden in drei randomisierten Gruppen eingeteilt.	Die vorliegende Studie beschäftigt sich mit insgesamt elf Patienten (fünf Männer und sechs Frauen). Diese Patienten wurden in zwei Gruppen eingeteilt. Moderates Krafttraining (ST) und aerobes Training (AT). Innerhalb von 20 Wochen wurden verschiedene Programme absolviert. Zudem wurde in 10-wöchige Phasen mit anthropometrischen (Body-Mass-Index, Taillen-, Bauch- und Hüftumfang, Taillen- / Hüftverhältnis) und biochemischen (glykämischen und Lipidprofil) Bewertungen zu Studienbeginn, 10 Wochen und 20 Wochen gemessen.
Untersuchungsdesign	Es wurde in folgenden randomisierten Gruppen kontrolliert: HIIT (High-Intensity-Intervall-Training) wurde kombiniert mit Widerstandtraining (RT) im Vergleich mit kombinierten moderaten Dauertraining (MCT) mit Widerstandtraining (RT). Untersucht wurde die strukturelle und funktionelle arterielle Verhaltensweise. Die Probanden sollten drei Trainingseinheiten pro Woche absolvieren. Je nach Geschlecht, moderater bis kräftiger körperlicher Grundaktivität und mittlerer Veränderungen des arteriellen Blutdrucks wurden die Modelle unterteilt. Anhand der Intention-to-Treat-Analyse konnte eine signifikante Wechselwirkung auf die Carotis-Intima-Media-Dicke (cIMT) für beide Gruppen beobachtet werden (MCT (β = - 4,25, p <0,01) und HIIT-Gruppe (β = - 3,61, p <0,01)).	Die Probanden mussten nach dem Laufbandtest und vor Beginn des Interventionsprogramms sich einer anthropometrischen Untersuchung und einer Blutuntersuchung zur Stoffwechselkontrollanalyse unterziehen. Es wurden zwei Gruppen gebildet mit verschiedenen Übungsprogrammen. Eine Gruppe absolvierte Aerobic-Übungen (AT) und die andere Gruppe ein Krafttraining (ST). Im Zeitraum von 10-Wochen wurde dieses Programm durchgeführt. Die Teilnehmer wurden zu den gleichen Bewertungen wie zu Beginn des Programms gemessen. Nach dem 10-Wochen begannen die Teilnehmer die Programme anzupassen, indem die Intensität erhöht wurde. Am Ende der zweiten Phase (20 Wochen) wurden die Teilnehmer erneut denselben Erstbewertungen unterzogen. Die Ärzte wurden darum gebeten, dass die Patienten während der 20-Wochen ihre Medikamenteneinnahme nicht ändern sollen.

Hauptergebnisse	Die Autoren gaben nach einem Jahr bekannt, dass man sowohl bei der MCT-Gruppe als auch bei der HIIT-Gruppe positive Auswirkungen auf arterielle Variablen erkennen konnte. Dennoch hatte die HIIT-Gruppe eher einen positiven Einfluss auf die Variablen der peripheren arteriellen Steifheit und es kam zu einer erhöhten lokalen Dehnbarkeit der Halsschlagader. Langfristig gesehen ist HIIT-Training effektiver, da die vaskulären Komplikationen bei Diabetes-Typ-2 eher verbessert werden und es lässt sich hervorheben, dass der Gefäßdruck reduziert wird. Durch die gesamte Studie hindurch wird das Thema Diabetes-Typ-2 im Zusammenhang mit intensivem Krafttraining uns immer wieder beschäftigen.	Diese Studie hat gezeigt, dass sowohl Aerobic- als auch Kraftübungen die Stoffwechselkontrolle bei Patienten mit Typ-2-Diabetes unterstützen kann. Der Zeitraum von 20-Wochen reichte jedoch aus, um Änderungen der Hämoglobin-A1c-Werte und der geschätzten durchschnittlichen Glukose zu verursachen. Es wird tendenziell empfohlen Bewegung regelmäßig in seinen Alltag zu integrieren. In Verbindung mit der richtigen Ernährung und einer Anpassung von Medikamenten kann langfristig sowohl der Insulinspiegel als auch das Risiko für Herz-Kreislauf-Erkrankungen positiv beeinflusst werden. Um verbundenen Komplikationen entgegenwirken zu können und um die Lebensqualität eines Diabetikers zu erhöhen, macht es auf Dauer Sinn körperliche Aktivität als grundlegende Strategie zu Behandlung von Diabetes einzusetzen.

13

6   Literaturverzeichnis

Bührle, M. & Schmidtbleicher, D. (1981). Komponenten der Maximal- und Schnellkraft. *Versuch einer Neustrukturierung auf der Basis empirischer Ergebnisse.* Sportwissenschaft, 11 (1), 11-27.

Graves, J. E. & Franklin, B. A. (2001). *Resistance training for health and rehabilitation.* Champaign, Ill: Human Kinetics.

Kandolf, W. (2012) *Fitnesstraining- gesundheitsorientiertes Fitnesstraining mit den Schwerpunkten Kraft- und Koordinationstaining.* Innsbruck: Institut für Sportwissenschaften der Universität Innsbruck.

Letzelter, H. & Letzelter, M. (1990). Krafttraining. *Theorie, Methoden, Praxis* (Bd. 7621). Reinbek bei Hamburg: Rowohlt.

Mancia, G., Fagard, R., Narkiewicz, K., Redòn, J., Zanchetti, A., Böhm, M. et al. (2013). 2013 ESH/ESC Guidelines for the management of arterial hypertension. The task force for the management of arterial hypertension of the European Society of Hypertension (ESH) and of the Euro-pean Society of Cardiology (ESC). *Journal of hypertension,* 31 (7), 1281–1357.

Schmid, P., Pilz, H. & Pokan, R. (2000) Bewegungstherapie bei arterieller Hypertonie. *Journal für Hypertonie.* Gablitz: Verlag für Medizin und Wirtschaft

Siewers, M & Weisser, B. (2007) *Krafttraining und arterielle Hypertonie.* New York: Georg Thieme Verlag.

Strack, A. & Eifler, C. (2005). The individual lifting performance method (ILP*). A practical method for fitness- and recreational strength training.* In J. Gießing, M. Fröhlich & P. Preuss (eds.), Current results of strength training research (pp. 153- 163). Göttingen: Cuvillier.

Verstegen, M. & Williams, P. (2004). *Core performance. The revolutionary workout program to transform your body and your fife.* Pennsylvania: Rodale Press.

Magalhães, João P.; Melo, Xavier; Correia, Inês R.; Ribeiro, Rogério T.; Raposo, João; Dores, Hélder et al. (2019): Effects of combined training with different intensities on vascular health in patients with type 2 diabetes: a 1-year randomized controlled trial. In: *Cardiovascular diabetology* 18 (1), S. 34.

Lade, Carlos Gabriel de; Marins, João Carlos Bouzas; Lima, Luciana Moreira; Carvalho, Cristiane Junqueira de; Teixeira, Robson Bonoto; Albuquerque, Maicon Rodrigues et al. (2016): Effects of different exercise programs and minimal detectable changes in hemoglobin A1c in patients with type 2 diabetes. In: *Diabetology & metabolic syndrome* 8, S. 13. DOI: 10.1186/s13098-016-0123-y.

Zimmermann, K. (2002). *Gesundheitsorientiertes Muskelkrafttraining*. Theorie, Empirie, Praxisorientierung (Beiträge zur Lehre und Forschung im Sport, Bd. 127, 2., unveränd. Aufl). Schorndorf: Hofmann

BEI GRIN MACHT SICH IHR WISSEN BEZAHLT

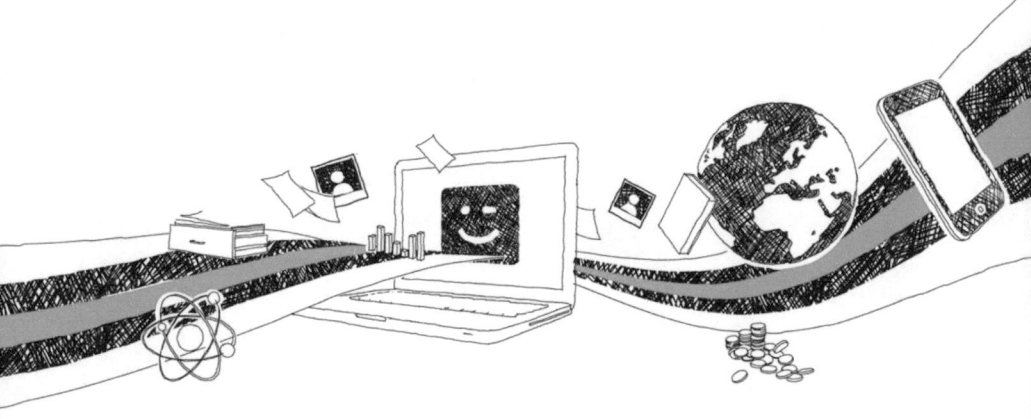

- Wir veröffentlichen Ihre Hausarbeit, Bachelor- und Masterarbeit

- Ihr eigenes eBook und Buch - weltweit in allen wichtigen Shops

- Verdienen Sie an jedem Verkauf

Jetzt bei www.GRIN.com hochladen und kostenlos publizieren

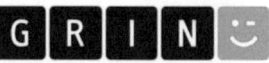